FACULTÉ DE MÉDECINE DE PARIS

ANNÉE 1921

THÈSE

POUR

LE DOCTORAT EN MÉDECINE

PAR

Paul DELMAS

Ancien Externe des Hôpitaux de Tours
Ancien Interne des Hôpitaux d'Orléans
Ex-Interne des Maisons de Santé de Passy et d'Ivry

LES ACCÈS MÉLANCOLIQUES DE LONGUE DURÉE

Président : M. DUPRÉ, *professeur*

PARIS
IMPRIMERIE DE LA FACULTÉ DE MÉDECINE
JOUVE & Cie, ÉDITEURS
15, rue Racine, 15

1921

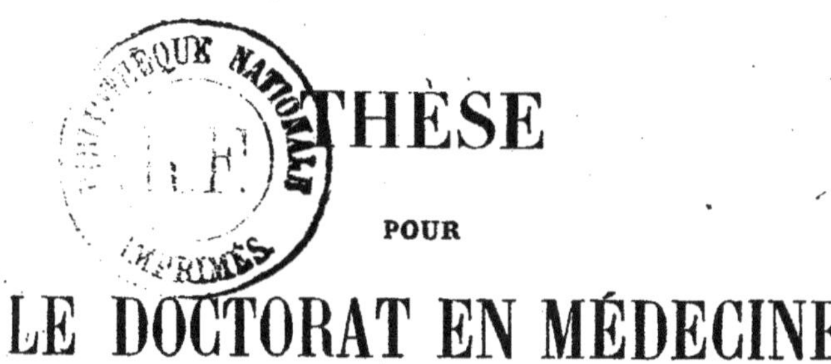

THÈSE

POUR

LE DOCTORAT EN MÉDECINE

FACULTÉ DE MÉDECINE DE PARIS

Année 1921 — N° —

THÈSE

POUR

LE DOCTORAT EN MÉDECINE

PAR

Paul DELMAS

Ancien Externe des Hôpitaux de Tours
Ancien Interne des Hôpitaux d'Orléans
Ex-Interne des Maisons de Santé de Passy et d'Ivry

LES

ACCÈS MÉLANCOLIQUES

DE LONGUE DURÉE

Président : M. DUPRÉ, *professeur*

PARIS
IMPRIMERIE DE LA FACULTÉ DE MÉDECINE
JOUVE & Cie, Éditeurs
15, rue Racine, 15

1921

FACULTÉ DE MÉDECINE DE PARIS

LE DOYEN : M. ROGER

ASSESSEUR : G. POUCHET

PROFESSEURS

	MM.
Anatomie	NICOLAS
Anatomie médico-chirurgicale	CUNEO
Physiologie	CH. RICHET
Physique médicale	ANDRÉ BROCA
Chimie organique et Chimie générale	DESGREZ
Bactériologie	BEZANÇON
Parasitologie et Histoire naturelle médicale	BRUMPT
Pathologie et Thérapeutique générales	MARCEL LABBÉ
Pathologie médicale	RENON
Pathologie chirurgicale	LECENE
Anatomie pathologique	LETULLE
Histologie	PRENANT
Clinique thérapeutique chirurgicale	PIERRE DUVAL
Pharmacologie et matière médicale	POUCHET
Thérapeutique	CARNOT
Hygiène	BERNARD
Médecine légale	BALTHAZARD
Histoire de la médecine et de la chirurgie	MENETRIER
Pathologie expérimentale et comparée	ROGER
Clinique médicale	ACHARD WIDAL GILBERT CHAUFFARD
Hygiène et clinique de la 1re enfance	MARFAN
Clinique des maladies des enfants	NOBECOURT
Clinique des maladies mentales et des maladies de l'encéphale	DUPRÉ
Clinique des maladies cutanées et syphilitiques	JEANSELME
Clinique des maladies du système nerveux	PIERRE MARIE
Clinique des maladies contagieuses	TEISSIER
Clinique chirurgicale	DELBET GOSSET LEJARS HARTMANN
Clinique ophtalmologique	DE LAPERSONNE
Clinique des maladies des voies urinaires	LEGUEU
Clinique d'accouchements	BAR COUVELAIRE BRINDEAU
Clinique gynécologique	J.-L. FAURE
Clinique chirurgicale infantile	AUGUSTE BROCA
Clinique thérapeutique	VAQUEZ
Clinique d'Oto-rhino-laryngologie	SEBILEAU

AGRÉGÉS EN EXERCICE

MM.

ABRAMI	DUVOIR	LARDENNOIS	RATHERY
ALGLAVE	FIESSINGER	LELORIER	RETTERER
BASSET	GARNIER	LEMIERRE	RIBIERRE
BAUDOUIN	GOUGEROT	LEQUEUX	RICHAUD
BLANCHETIERE	GREGOIRE	LEREBOULLET	ROUSSY
BRANCA	GUENIOT	LERI	ROUVIERE
CAMUS	GUILLAIN	LEVY-SOLAL	SCHWARTZ(A.)
CHAMPY	GUILLEMINOT	MATHIEU	TANON
CHEVASSU	HEITZ-BOYER	METZGER	TERRIEN
CHIRAY	JOYEUX	MOCQUOT	TIFFENEAU
CLERC	LABBE HENRI	MULON	VILLARET
DEBRE	LAIGNEL-LAVASTINE	OKINCZYC	
DESMAREST	LANGLOIS	PHILIBERT	

Par délibération en date du 9 décembre 1798, l'École a arrêté que les opinions émises dans les dissertations qui lui seront présentées, doivent être considérées comme propres à leurs auteurs, et qu'elle n'entend leur donner aucune approbation ni improbation.

LES

Accès mélancoliques de longue durée

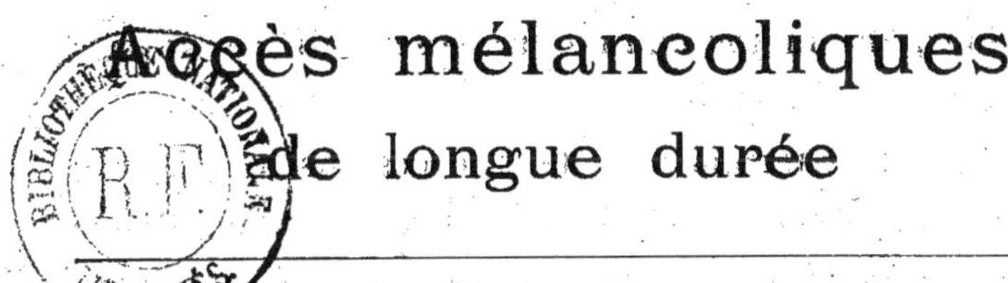

INTRODUCTION

Au cours de notre Internat dans la maison de santé d'Ivry-sur Seine, consacrée au traitement des affections nerveuses et mentales, nous avons eu l'occasion de suivre un malade atteint de « mélancolie », qui a complètement guéri après une évolution de onze ans.

Ce cas de curabilité si tardive nous a donné l'idée de relever la statistique de tous les « mélancoliques » entrés dans la maison de santé de 1910 à 1920, c'est-à-dire pendant une période de dix années, et de rechercher l'évolution et la destinée des « Accès de mélancolie de longue durée ».

Nous donnerons en premier lieu la statistique des « mélancoliques » portant sur cette « période de dix années » et la proportion de tous les cas dont la durée a excédé une « durée de trois années ». Il est admis en effet d'une façon générale que les « Accès de mélancolie », qui atteignent « trois années d'évolution » doivent être considérés sinon comme incurables, du moins comme représentant des formes chroniques de cette affection.

Nous insisterons ensuite sur ces cas de « longue durée » et bien que nous ne puissions en donner que des observations très résumées nous relèverons avec soin l'ensemble des « symptômes », qui paraissent plus spécialement les caractériser.

Ainsi nous nous efforcerons d'apporter une contribution à l' « Histoire des Accès de mélancolie de longue durée ».

Au seuil de ce travail qu'il nous soit permis d'évoquer le souvenir de nos années d'études. Nous regrettons de n'avoir pu les poursuivre comme nos devanciers plus heureux dans le calme et dans la sécurité. Nous eûmes à supporter la loi, qui fut commune à la plupart des jeunes hommes de notre génération, et à faire au pays le sacrifice de « SEPT ANNÉES DE VIE MILITAIRE » dont deux années de service réglementaire d'abord et cinq années tragiques de guerre ensuite. Nous dûmes renoncer ainsi à des projets qui nous avaient été chers et force nous fut de nous contenter d'une formation médicale inférieure aux ambitions que nous avions conçues jadis.

Une grande joie nous reste cependant : celle d'exprimer notre reconnaissance à ceux qui durant le cours de nos études médicales furent nos maîtres, nos conseillers, nos amis.

Nous remercions vivement de leur direction et de leur enseignement nos maîtres de Tours, MM. Wollff, Villedieu, Chevé, Guillaume-Louis, Gaudeau et Faix, nos maîtres d'Orléans, MM. Cœur, Coville, Deshayes, Dufour et Desrouettes, nos maîtres de Paris, MM. Briand, Maurice de Fleury, Ribadeau-Dumas, Clovis Vincent et Lardennois.

Nous remercions aussi avec empressement Messieurs Meuriot et Allamagny de la bonté qu'ils nous témoignèrent à la maison de santé de Passy. M. Allamagny fut et reste pour nous un véritable ami.

A la maison de santé d'Ivry, M. Dheur sut contribuer à nous intéresser à la psychiatrie ; nous lui en exprimons ici notre gratitude.

Notre souvenir cordial va également à nos amis et compagnons d'études Roger Maurel, Jean Loiseau, Henri Grougé, Henri Saint-Aude, Jacques Flôt et Fernand Ecot.

Notre reconnaissance la plus tendrement affectueuse va surtout à notre frère, le Dr Achille Delmas, Ancien Chef de Clinique à la Faculté de Médecine de Paris, Médecin des Asiles, Directeur de la Maison de Santé d'Ivry. Nous lui devons les directives et les éléments de cette « étude » et nous aurons la plus grande joie à demeurer son collaborateur dans la maison de santé d'Ivry-sur-Seine.

Nous associons ici encore dans notre pensée reconnaissante le pieux souvenir de notre père et le dévouement inlassable de notre mère et de notre frère aîné.

Nous remercions enfin vivement pour l'honneur qu'il nous fait en acceptant la présidence de notre « thèse » M. le Professeur Ernest Dupré, Membre de l'Académie de Médecine, Professeur à la Faculté de Médecine de Paris, Médecin en Chef de l'Asile Clinique Sainte-Anne, Officier de la Légion d'Honneur.

CHAPITRE PREMIER

Une statistique de « Mélancoliques »

Dans la période qui va du 1er juillet 1910 au 1er juillet 1920 il est entré à la maison de santé d'Ivry 207 malades atteints de « mélancolie » confirmée.

Parmi ces malades il en est pour qui l'évolution de l'affection n'a pu être connue, les uns parce qu'ils sont partis non guéris et n'ont pu être suivis après leur départ, les autres parce qu'ils sont décédés en cours d'accès. Les premiers sont au nombre de 23. Les seconds sont au nombre de 9 parmi lesquels un s'est suicidé à la maison de santé et trois autres peu après leur sortie.

Si nous retranchons ces derniers malades, soit 32, du nombre total de 207, il en reste 175 dont les accès ont été suivis de façon à en connaître la durée exacte. Cette durée se répartit de la façon suivante :

1° Accès ayant duré moins de six mois : 120 ;

2° Accès ayant duré plus de six mois et moins d'un an : 29 ;

3° Accès ayant duré plus d'un an et moins de deux ans : 11 ;

4° Accès ayant duré plus de deux ans et moins de trois ans : 0 ;

5° Accès ayant duré plus de trois ans : 15.

C'est à l'étude de ces 15 derniers cas que nous nous sommes attachés dans les chapitres suivants.

CHAPITRE II

Observations d' « Accès Mélancoliques de longue durée »

Nous n'avons pu donner ici qu'un résumé de ces Observations remarquablement longues en raison de la durée de l'évolution. Nous nous sommes efforcés de relever seulement les points qui paraissent communs à teutes ces observations et qui concernent notamment l'âge, l'hérédité, la forme clinique prédominante et le fond mental sous-jacent.

De ces Observations les unes nous sont personnelles en ce sens que nous avons pu suivre nous-même les malades, au moins en fin de leur évolution ; les autres sont dues au Dr Achille Delmas, qui a bien voulu nous permettre de les utiliser.

Nous donnons en premier lieu l'Observation à laquelle nous faisions allusion dans l' « Introduction » et qui se rapporte à un malade complètement guéri au terme d'une évolution de « onze ans ».

Observation 1 (personnelle)

T... entré le 30 juillet 1910 à 54 ans.

Un accès antérieur a duré près de trois ans.

Hérédité similaire chez descendants.

Forme anxieuse, gémisseuse et hypocondriaque. Quelques épisodes de délire.

Tentatives de suicide par strangulation.

Alimenté à la soude pendant cinq années consécutives.

Vingt-quatre heures d'Hypomanie brusque et franche au cours de la cinquième année de la maladie.

Au cours de la « onzième année » de maladie plusieurs oscillations courtes d'Hypomanie avec rechutes rapides.

Sorti complètement guéri le 11 décembre 1920. Maintenu depuis.

Obs. 2 (personnelle)

P... entré le 2 août 1910 à 47 ans.

Hérédité similaire ascendante; descendante et collatérale.

Variations cyclothymiques légères dans son passé.

Syndrome de Cotard net entre première et quatrième année d'évolution. Puis désagrégation du Cotard et association d'un délire de persécution secondaire de nature interprétative à une mélancolie hypocondriaque. Alimentation à la soude à plusieurs reprises pendant plusieurs mois chaque fois.

Continue à évoluer sans tendances rémissives.

Obs. 3 (Obs. du Service du Dr A. Delmas)

M... entré le 25 octobre 1910 à 52 ans.

Hérédité similaire ascendante.

Un accès antérieur ayant duré un an.

Forme anxieuse, gémisseuse, hypocondriaque.

Intégrité Intellectuelle.

Plusieurs tentatives de suicide.

Transféré à l'Asile Sainte-Anne après quatorze ans d'évolution non amélioré.

Evolution ultérieure inconnue.

Obs. 4 (personnelle)

L... entré le 26 avril 1912 à 58 ans.

Trois accès antérieurs.

Forme anxieuse caractérisée surtout par prédominance d'Obsessions.

Intégrité Intellectuelle. Pas de délire.

Amélioration lente de la septième à la neuvième année de la maladie. Puis en quinze jours guérison rapide. Sorti guéri le 29 février 1920. Mort un an après d'angine de poitrine.

Obs. 5 (Obs. du Service du Dr A. Delmas)

Dm... entrée le 11 août 1914 à 57 ans, pour un accès évoluant déjà depuis trois ans.

Un accès antérieur avait duré quatre ans.

Forme anxieuse, gémisseuse, avec délire métabolique de fixité et d'immobilité, d'expression monotone et fatigante.

Intégrité Intellectuelle.

Rémission rapide après sept ans d'évolution.

Sortie guérie le 18 juillet 1916.

Maintenue deux ans après.

Obs. 6 (personnelle)

F... entré le 18 mars 1915 à 58 ans.

Hérédité ascendante similaire (Père suicidé au cours d'un accès mélancolique à 58 ans).

Forme anxieuse, gémisseuse. Episodes de délire d'attente avec appoint confusionnel onirique.

Intégrité Intellectuelle.

Rémission lente à partir de la quatrième année.

Sorti guéri le 13 septembre 1919.

Maintenu depuis.

Obs. 7 (Obs. du Service du Dr A. Delmas)

S... entrée le 6 novembre 1915 à 59 ans.

En évolution depuis un an. Un accès antérieur.

Hérédité similaire collatérale.

Forme anxieuse, gémisseuse, avec préoccupations hypocondriaques très marquées.

Sortie très améliorée, mais non guérie le 25 mars 1918. Revue un an après complètement guérie.

Obs. 8 (personnelle)

De M... entrée le 27 février 1916 à 68 ans.

Trois accès antérieurs dont le dernier a duré trois ans et demi. Hérédité similaire chez les descendants.

Forme anxieuse, gémisseuse avec scrupules et préoccupations mystiques.

Intégrité Intellectuelle. Evolue depuis plus de cinq ans sans tendances rémissives.

Obs. 9 (personnelle)

F... entrée le 12 janvier 1916 à 67 ans.

Quatre accès antérieurs dont le dernier a duré trois ans et demi.

Forme anxieuse, gémisseuse à prédominance d'obsessions. Pas de délire. Intégrité Intellectuelle. Continue à évoluer avec tendances rémissives légères depuis deux ans.

Obs. 10 (personnelle)

D... entrée le 28 juin 1917 à 51 ans.

Hérédité similaire descendante. Forme anxieuse et confusionnelle avec délire métabolique de négation universelle.

Refus d'aliments pendant longtemps.

Etat confusionnel empêchant de juger de l'intégrité intellectuelle, qui paraît cependant probable.

Continue à évoluer sans tendances rémissives appréciables.

Obs. 11 (personnelle)

M... entrée le 15 octobre 1917 à 45 ans. En évolution depuis un an. Trois Accès antérieurs.

Hérédité similaire descendante. Forme anxieuse. Pas de délire. Intégrité Intellectuelle. Continue à évoluer avec une tendance rémissive très lente.

Obs. 12 (personnelle)

St... entré le 19 avril 1919 à 65 ans, en évolution depuis deux ans. Hérédité similaire collatérale et descendante. Un accès antérieur. Forme anxieuse, gémisseuse avec préoccupations hypocondriaques. Pas de délire. Intégrité Intellectuelle. Revenu dans le milieu familial le 23 octobre 1919 sans amélioration notable. Continue à évoluer avec tendances rémissives depuis un an.

Obs. 13 (personnelle)

S... entrée le 10 mai 1919 à 70 ans. En évolution depuis plus d'un an. Un accès antérieur ayant duré deux ans et demi. Forme anxieuse, gémisseuse avec sentiment pénible de dédoublement et d'automatisme mental. Intégrité Intellectuelle. Rentrée améliorée dans le milieu familial le 25 septembre 1920. N'est pas encore guérie.

Obs. 14 (personnelle)

B... entré le 17 juin 1919 à 68 ans déjà en évolution depuis près d'un an. Hérédité similaire avec cas multiples dans la famille. Passé d'excité constitutionnel. Forme anxieuse dès le début ayant évolué au bout d'un an vers un Syndrome de Cotard type. Intégrité intellectuelle. Continue à évoluer sans aucune tendance rémissive.

Obs. 15 (Obs. du Service du Dr A. Delmas)

T... entré le 24 avril 1920 à 55 ans. En évolution depuis trois ans. Deux accès antérieurs.

Forme anxieuse avec paroxysmes matinaux et détentes assez marquées le soir. Pas de délire. Intégrité intellectuelle. Sorti après séjour de deux mois. Continue à évoluer sans tendances rémissives appréciables.

CHAPITRE III

Symptômes plus spécialement caractéristiques des « Accès mélancoliques de longue durée ».

En rapprochant les diverses observations dont nous venons de donner le résumé nous nous sommes aperçus qu'elles présentaient un ensemble de caractères communs, qu'il nous paraît intéressant de passer en revue.

En premier lieu il est tout à fait remarquable de constater que tous ces « Accès mélancoliques de longue durée » sont survenus chez des sujets ayant tous dépassé l'âge adulte. Deux de nos malades en effet avaient au début de leur accès respectivement 47 ans (obs. n° 2) et 45 ans (obs. n° 11). Tous les autres avaient dépassé cinquante ans et plusieurs même 60 ans. Il y a là une particularité intéressante qui pourrait s'exprimer sous la forme d'une loi clinique ainsi conçue.

« Les accès mélancoliques de longue durée tels que ceux dépassant trois ans appartiennent à l'âge avancé et ne surviennent guère qu'après 50 ans. »

A un autre point de vue nous nous sommes

appliqués à rechercher l'« Hérédité » de nos malades. Or chez tous sans exception nous avons trouvé soit une hérédité similaire ascendante, collatérale ou descendante, soit des antécédents personnels sous forme d'accès antérieurs. Dans la plupart des cas d'ailleurs ces deux formes d'antécédents se trouvaient associées. Il y a là une constatation très importante en ce qu'elle montre que tous ces accès appartiennent à la famille des accidents décrits sous les noms divers de « Psychose Périodique », « Folie intermittente » ou « Psychose Maniaco-Dépressive ».

Quant à la « forme clinique » qu'ont revêtue tous ces accès il convient de faire une distinction pour deux d'entre eux. Le malade de l'observation n° 2 après avoir évolué sous la forme d'un « syndrome de Cotard » s'est compliqué secondairement d'un « Délire de Persécution systématisé de nature interprétative et d'origine paranoïaque ». Les éléments de la « Mélancolie » persistent sous une forme atténuée et sont passés au second plan. Le malade de l'observation n° 14 a évolué vers un « syndrome de Cotard » et paraît devoir être considéré comme cristallisé définitivement dans cette forme. Ces deux observations un peu atypiques mises à part, tous les autres cas ont conservé les caractères précis des « Etats mélancoliques à forme anxieuse ». Plusieurs de nos malades notamment ont présenté ou présentent encore cette extériorisation continue et monotone des plaintes que l'on a plus spécialement signalée et décrite sous le nom de « Mélancolie gémisseuse ». Dans nos observations chaque fois qu'existait ce caractère nous l'avons indiqué sous l'appellation de « forme gémisseuse ». Nous avons de même indiqué l'existence des préoccupations « hypocondriaques » associées parce qu'elles existaient dans plus de la moitié des cas. Cette prédominance des manifestations anxieuses et hypocondriaques dans les formes chroniques a d'ailleurs été souvent signalée par les auteurs (Esquirol, Calmeil, Anglade, Régis. Marchand). Par contre les formes délirantes (idées de culpabilité, idées de ruines, idées de persécution, etc.) se sont montrées rares ou n'ont été que des moments épisodiques dans l'évolution.

Nous avons été frappés en outre par la « conservation remarquable de l'intégrité intellectuelle » chez nos malades.

Chez un seul d'entre eux (Obs. n° 10) cette intégrité pourrait être discutée parce que l'état mélancolique s'est compliqué d'une confusion mentale secondaire à tendance rémissive très lente. Mais même chez cette malade la déficience intellectuelle dans la mesure où elle existe a tous les caractères d'une déficience confusionnelle et non d'un affaiblissement démentiel. Chez tous les autres malades l'intégrité intellectuelle est absolue bien que plusieurs aient dépassé 70 ans (Obs. n° 8, 9 et 13) et que deux de ces malades ayant dépassé 70 ans (Obs. n° 8 et 9) soient dans leur sixième année d'évolution.

Nous terminerons ces considérations en discutant la curabilité de ces accès de longue durée. Les auteurs classiques ont de tout temps insisté sur le passage fréquent à la chronicité des « mélancolies anxieuses » de l'âge avancé et sur la gravité de leur pronostic (Morel, Dagonet, Luys, Toulouse, Masselon).

C'est ici le moment de rappeler que le terme de chronicité signifie seulement de longue durée et non incurabilité comme on a trop facilement tendance à l'admettre.

Sur nos 15 malades 5 ont complètement guéri après des durées d'évolution de onze ans (Obs. n° 1), de huit ans (Obs. n° 4), de cinq ans (Obs. n° 5), de quatre ans (Obs. n° 6) et encore de quatre ans (Obs. n° 7).

Récemment Ollivier et Teulière rapportaient l'observation d'une guérison après treize ans d'évolution et rappelaient deux cas antérieurement publiés (James Mail et Bladford) ayant guéris après onze ans et treize ans.

Ces faits de curabilité, qui dans notre statistique représentent déjà une proportion de 5 sur 15 sans préjudice des guérisons qui peuvent encore survenir parmi nos malades, nous paraissent prouver que s'il existe des formes de mélancolie anxieuse chronique on n'est jamais en droit d'affirmer leur caractère d'incurabilité quelle que soit la durée de l'évolution. C'est là une opinion que Ritti avait d'ailleurs déjà défendue.

L'ensemble des faits que nous avons relevés et que

nous venons de résumer nous permettent, croyons-nous, de discuter la légitimité de la forme que l'on a décrite (Kraepelin, Capgras, Sérieux, Rogues de Fursac, Deny et Roy), sous le nom de « mélancolie d'involution ». Cette forme serait d'après ces auteurs constituée par une mélancolie essentielle, c'est-à-dire distincte des manifestations des folies intermittentes.

Elle serait due à l'involution, c'est-à-dire que contemporaine de la période présénile elle participerait des altérations fonctionnelles ou organiques qui préparent la sénilité et y aboutissent et que comme telle elle se transformerait graduellement en une forme de démence sénile.

Or nos observations diffèrent toutes de la « mélancolie d'involution » ainsi décrite. Elles montrent au contraire que les mélancolies tardives se rattachent nettement aux manifestations des « Psychoses périodiques intermittentes », qu'elles restent curables même après une évolution chronique et que caractérisées par la persistance de l'intégrité intellectuelle elles sont habituellement sans rapport avec la « démence sénile » (1).

Cette contribution à l'élimination de la « mélancolie d'involution » des cadres de la nosographie psychiatrique est, nous en convenons, un peu rétrospective puisque la « mélancolie d'involution » a été abandonnée par Kraepelin lui-même, qui l'avait le

1. A condition bien entendu de les différencier des états dépressifs de la « Démence sénile » (Dupré).

premier nettement isolée. Nous n'en sommes que plus à l'aise pour présenter nos « Conclusions » puisqu'elles sont en accord sur ce point avec l'opinion maintenant unanime des psychiatres.

CONCLUSIONS

1° Les « Accès mélancoliques de longue durée », ceux notamment qui dépassent une évolution de trois ans, paraissent exister dans une proportion de près de 10 0/0 ;

2° Ces accès de longue durée sont des accès de l' « âge avancé » et ne se rencontrent guère qu'après cinquante ans ;

3° Ils ne surviennent habituellement que chez des sujets présentant des « antécédents héréditaires ou personnels de forme similaire » et ressortissent par conséquent au cadre de la « Psychose périodique » ou « Psychose maniaco dépressive » ;

4° Ils sont caractérisés au point de vue clinique par la prédominance des « formes anxieuses, gémisseuses et hypocondriaques » et par la rareté ou l'importance très relative des « formes délirantes » ;

5° Leur « chronicité » ne doit pas faire inférer leur « incurabilité » puisque la « guérions complète » peut survenir après douze et treize ans d'évolution ;

6° Ils s'accompagnent d'une « conservation remarquable de l'intégrité intellectuelle » malgré l'âge avancé des malades et paraissent sans rapport avec la « Démence sénile ». C'est donc avec raison que la doctrine d'une « mélancolie d'involution », forme prodromique de la « Démence sénile », a été abandonnée.

Vu : le Président de la thèse,
DUPRÉ

Vu : le Doyen
ROGER

Vu et permis d'imprimer
Le Recteur de l'Académie de Paris,
P. APPELL

BIBLIOGRAPHIE

Anglade. — In Traité de Pathologie mentale de G. Ballet.

Calmeil. — Article « Lypémanie ». Dictionnaire Dechambre.

Capgras. — Essai de réduction de la mélancolie en une psychose d'involution sénile. Thèse de Paris, 1900.

Dagonet. — Traité élémentaire et pratique des maladies mentales.

Deny et Roy. — La « psychose maniaque dépressive ». Paris, 1907.

Dupré. — Art. « Démence sénile » in Traité de Pathol. mentale de G. Ballet.

Esquirol. — Traité des maladies mentales, 1838.

James Mail. — The Journal of mental science, 1893.

Kraëpelin. Traité de Psychiatrie, 7e édition, 1904.

Luys. — Traité clinique et pratique des maladies mentales, 1881.

Marchand. — Manuel de Psychiatrie.

Masselon. — « La mélancolie », 1906.

Morel. — Traité des maladies mentales, 1860.

Ollivier et Teulière. — Annales médico-psychologiques, nov. 1919.

Régis. — Précis de Psychiatrie.

Rogues de Fursac. — Précis de Psychiâtrie.

Ritti. — Art. « Traitement de la mélancolie » in Traité de thérapeutique pratique, 1913.

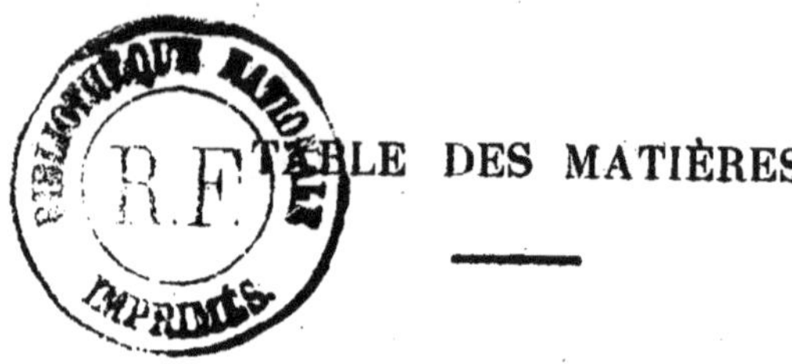

TABLE DES MATIÈRES

Impr. de la Faculté de Médecine, 15, rue Racine, Paris. — 5174-21

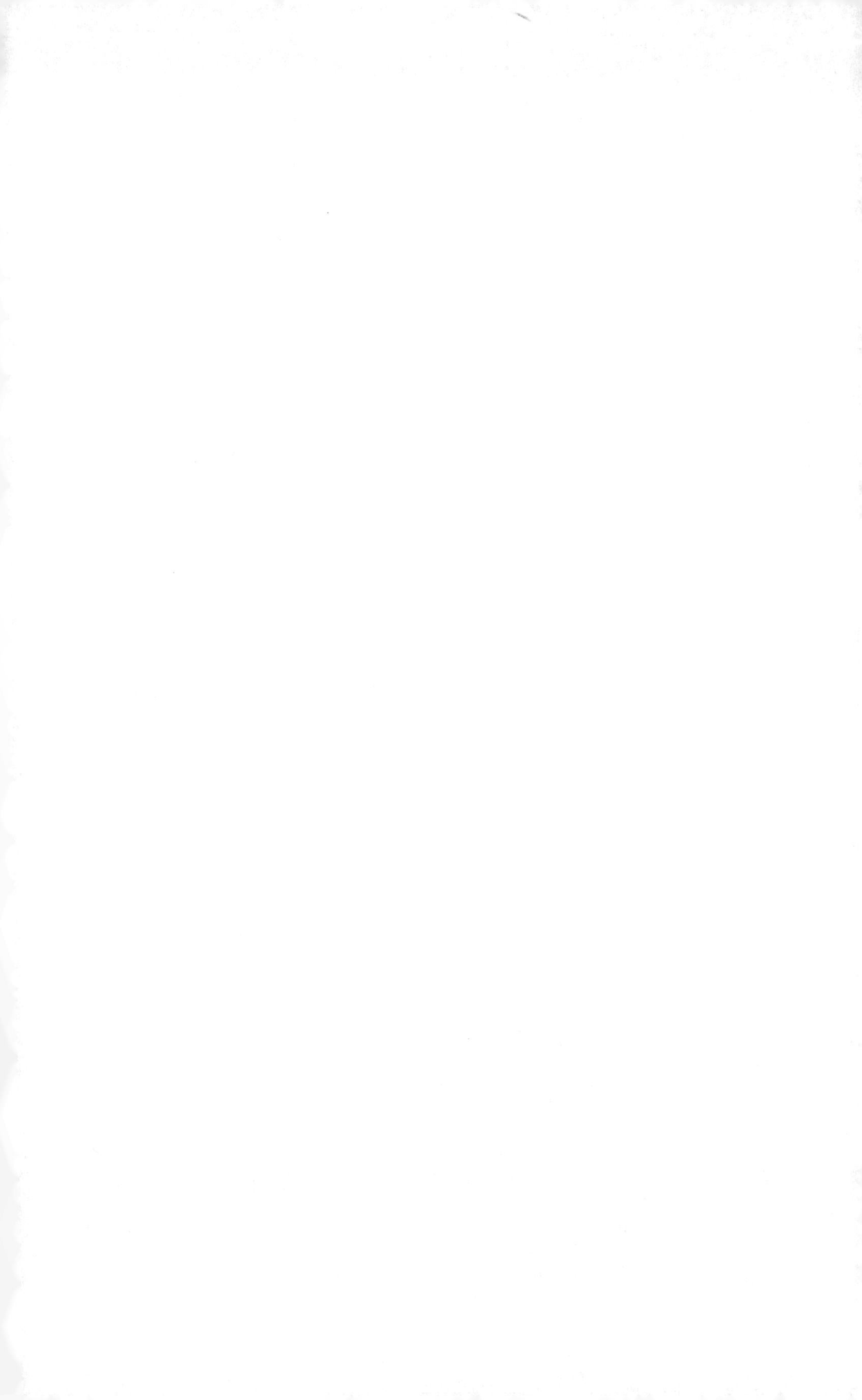

www.ingramcontent.com/pod-product-compliance
Lightning Source LLC
LaVergne TN
LVHW052020160826
845678LV00003B/1129

* 9 7 8 2 3 2 9 6 4 1 6 7 6 *